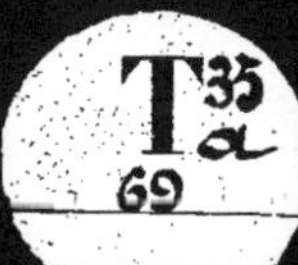

DE LA

SUTURE MÉDIO-FRONTALE

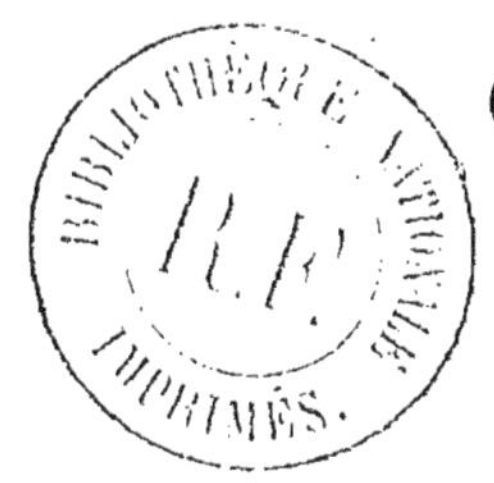

OU MÉTOPIQUE

PAR

GUSTAVE-ÉDOUARD-RENÉ CALMETTES,

Docteur en médecine de la Faculté de Paris,
Médaille de bronze de l'Assistance publique.

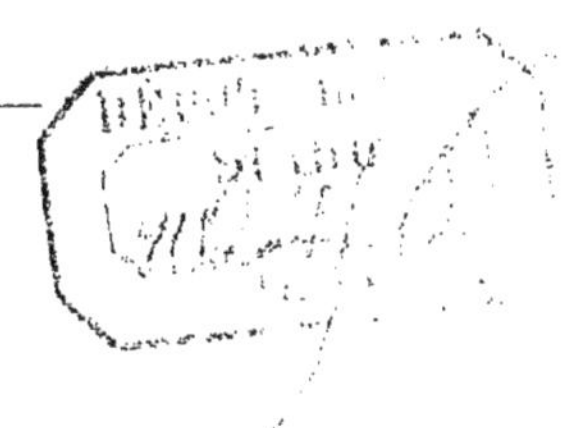

PARIS

V. ADRIEN DELAHAYE ET Ce, LIBRAIRES-EDITEURS

Place de l'École-de-Médecine.

—

1878

DE

LA SUTURE MÉDIO-FRONTALE

OU MÉTOPIQUE

INTRODUCTION.

L'histoire de la suture médio-frontale est en général peu connue.

Dans la plupart des grands traités d'anatomie, elle est l'objet d'une mention très-brève, et souvent même les auteurs ne semblent pas fixés sur l'époque de son oblitération. En 1862, dans son grand ouvrage sur la structure et le développement du crâne humain, Welcker consacrait à son étude un chapitre entier, et montrait quelle influence elle exerce sur la morphologie de la tête. Depuis cette époque, la question a été reprise à des points de vue différents, mais sans modifier les résultats généraux obtenus par Welcker.

En résumant ces travaux, je chercherai, dans la mesure de mes forces, à les contrôler, et j'ajouterai quelques observations qui me sont personnelles, de façon à présenter une étude d'ensemble sur la question.

C'est à M. le Dr Hamy, aide-naturaliste au Muséum, que je dois l'idée première de ce travail. Qu'il me soit permis de le remercier ici de l'obligeance avec laquelle il a favorisé mes recherches. Je dois également témoigner toute ma reconnaissance à M. le professeur Parrot qui a bien voulu mettre à ma disposition sa collection de crânes d'enfants et qui m'a toujours témoigné la plus grande bienveillance dans le cours de mes études.

De la suture médio-frontale considérée en elle-même.

La suture frontale, médio-frontale ou métopique (Broca) (1) est cette suture qui sépare les deux moitiés de l'os frontal chez le fœtus, le nouveau-né et quelquefois l'adulte. Elle fait suite à la suture sagittale qu'elle continue à partir du bregma et s'étend jusqu'au point nasal dans toute la hauteur du front. Son aspect diffère suivant qu'on la considère chez le nouveau-né ou chez l'adulte, lorsque les deux pièces du frontal sont restées séparées. Dans le premier cas, on trouve la fontanelle antérieure, de forme losangique, s'étendant entre les pariétaux et les deux frontaux sous la forme d'un V, dont le sommet descend plus ou moins bas et atteint quelquefois la ligne qui rejoint les tubérosités frontales. Dans cette portion intertubérale, le contact des bords de l'os se fait assez intimement, quelquefois, il est vrai, sur une étendue de quelques millimètres tout au plus, puis au-dessous on trouve à nouveau un écartement, toutefois peu considérable, écartement qui peut s'exagérer et donner lieu à la formation d'une fontanelle supplémentaire, fontanelle fronto-nasale. A mesure que l'ossification fait des progrès, la surface de contact augmente d'étendue, mais en gagnant plutôt vers le haut que vers le bas, malgré l'existence de la fontanelle bregmatique. Cette fontanelle n'empèche pas en général la synostose de la suture métopique, et celle-ci n'est

(1) De μέτωπον, front.

pas consécutive à la fermeture de celle-là. C'est ainsi que chez des enfants de 2 ans on trouve la suture presque complètement soudée, la fontanelle persistant encore en partie.

Quand on examine des crânes où la suture médio-frontale est incomplètement fermée, nous voyons que c'est toujours la portion intertubérale qui a été le siége de la synostose. Si on trace alors une ligne rejoignant les deux bosses frontales, on verra que la portion synostosée se prolonge plus au-dessus d'elle qu'au-dessous.

Enfin, sur un certain nombre de crânes adultes, on voit que toute la suture médio-frontale a disparu, sauf dans l'étendue de quelques centimètres au-dessus du nez. L'ordre d'ossification est donc le suivant : portion intertubérale, portion sus-tubérale, portion sous-tubérale.

Le Dr Pommerol (1) ne semble pas avoir reconnu cette loi, car il dit dans son mémoire sur les synostoses : « Quant à l'ossification de la médio-frontale, elle paraît se faire de haut en bas ; il est très-commun d'observer sur des crânes d'adultes des traces de cette suture à sa partie inférieure ou nasale. »

MM. Rambaud et Ch. Renault (2) ont au contraire bien vu la marche de cette ossification.

Welcker l'avait aussi mentionnée et même interprétée bien avant ces auteurs.

En étudiant l'oblitération de la suture sagittale, il avait remarqué et établi par une statistique importante que si on divise cette suture en cinq parties dont la première avoisine la suture coronale et la cinquième la suture lambdoïde, c'est toujours par la quatrième que commence l'ossification.

(1) Recherches sur la synostose des os du crâne. Th. de Paris, 1869.

(2) Origine et dévelop. des os. 1 vol. avec Atlas, 1864, p. 121.

« Sur 100 crânes, dit-il, on en trouve 77 chez lesquels la suture sagittale présente son maximum de rectitude dans la portion interforaminale, et sur 100 crânes dont la sagittale est en train de se fermer, on en trouve 82 où cette portion est fermée la première. Cette particularité est-elle due à la direction rectiligne de cette portion de suture, ou bien à certaines particularités de vascularisation, de pression ou à quelque autre motif? Il m'est difficile de le dire. Après le n° 4, c'est le n° 1 qui est le plus rectiligne, et cependant il n'offre pas de tendance spéciale à la synostose (p. 18). »

Passant ensuite à la suture métopique, il remarque que c'est dans la portion intertubérale que se fait d'abord sa fermeture, les bords des deux frontaux étant principalement rectilignes en ce point.

Pour nous, ces points d'élection s'expliquent pour la sagittale par la présence de deux trous pariétaux qui laissent passer une veine souvent volumineuse et par l'excès de vascularisation qui en résulte; pour la suture métopique, d'autre part, par la compression qu'exercent l'un sur l'autre les deux os en ce point; car, bien souvent, on ne trouve pas de différence de forme entre les trois portions de la suture et cependant c'est toujours la portion intertubérale qui se ferme la première. La compression joue d'ailleurs un grand rôle dans les phénomènes qui accompagnent le développement des os. Welcker cite (p. 15) un crâne de Huanka dont la suture coronale était fermée au niveau du bregma, là où passait le lien constricteur, tandis que, au point où commence normalement son oblitération, le voisinage du ptérion, elle était complètement ouverte. D'un autre côté, c'est l'absence de compression réciproque jointe à la grande minceur des os qui explique le retard considérable de la fermeture de la suture écailleuse du temporal.

Epoque de la fermeture de la métopique. — La plupart des

anatomistes s'accordent à placer cette époque entre la première et la deuxième année de la vie extra-utérine, et M. Sappey ajoute : « Il reste en bas une fissure verticale de 10 à 12 millim. de hauteur qui ne disparaît qu'à la sixième ou septième année, quelquefois même plus tard ; chez certains individus, elle persiste toute la vie (1). »

Cependant certains autres anatomistes, et des plus célèbres, exagèrent beaucoup la durée de cette suture ; témoin Hyrtl (2) qui déclare qu'elle se prolonge jusqu'à la cinquième année.

Le Dr Lecourtois (3), au contraire, place l'époque de sa fermeture du neuvième au douzième mois.

Quant à Welcker, il s'exprime ainsi (p. 95) : « La soudure normale des deux frontaux commence au neuvième mois de la vie extra-utérine, avant que la suture n'aie pris la forme que présentent les sutures en général. La soudure marche plus rapidement du côté du bregma que du côté du nez, et elle reste bien plus rarement incomplète dans son extrémité supérieure que dans l'inférieure, où persistent très-fréquemment des traces de la suture dans une étendue de 5 à 15 millim. Ce travail semble se terminer normalement vers la fin de la seconde année. »

J'ai eu à ma disposition une série de calottes de crânes d'enfants appartenant au Muséum. Parmi les 131 qui ne portaient pas d'indication de rachitisme ou de syphilis, 110 appartenaient à des enfants n'ayant pas atteint l'âge de 9 mois ; sur une seule d'entre elles (6 mois) la médio-frontale était particulièrement fermée.

Voici comment se décomposent les 21 autres appartenant à des enfants au-dessus de 9 mois.

(1) Traité d'anat. descript., p. 124.
(2) Topogr. anat., I, p. 40.
(3) Développ. de la voûte du crâne. Th. Paris, 1870.

TABLEAU 1.

Age.	Nombre.	Suture m. f. ouverte.	fermée.	Observations.
9 mois à 1 an,	4	3	1	Avec conservation partielle de la fontanelle.
1 an à 18 mois,	8	1	7	Fontan. encore ouvertes, portion sus-tubérale, non soudée.
18 mois à 2 ans,	1	»	1	Fontanelle conservée, synostose incomplète.
2 ans à 3 ans,	2	1	1	Dans les deux cas, la fontanelle est fermée.
3 ans à 4 ans,	4	»	4	F. fermées.
Au-dessus de 4 ans,	2	»	2	Id.
TOTAL.	21	5	16	

Ce petit tableau est intéressant à consulter ; nous y voyons que la suture commence rarement à se fermer avant un an. Au contraire, après cette époque, les frontaux se soudent partiellement dans la grande majorité des cas, 7 sur 8, et même 8 sur 9. Puis, un peu plus tard, à 2 ans et 9 mois, nous trouvons un crâne chez lequel la suture a complètement disparu, tandis qu'un autre crâne, ayant à peu près le même âge, l'offre intacte. Chez ce dernier, la suture ne se fermera plus ; c'est un crâne métopique. Quant aux enfants plus âgés, elle est complètement fermée chez tous.

En faisant abstraction du crâne à suture permanente, on peut dire que l'ossification de la suture médio-frontale commence vers un an et se termine vers l'âge de deux ans.

Voyons maintenant ce que devient plus tard cette suture.

Chez l'adulte, sa forme est celle de toutes les autres, c'est-à-dire qu'elle est sinueuse, dentelée plus ou moins suivant les cas, et qu'elle se termine en haut non plus dans la fontanelle antérieure, mais à l'extrémité antérieure de la sagittale. Dans les races inférieures où elle est très-rare, elle offre des bords simples; dans les races européennes, au contraire, elle est plus compliquée. Je ne l'ai jamais vue renfermer des os wormiens. Un seul auteur, Th. Simon(1), a observé cette particularité. Il s'agit du crâne d'un homme de 35 ans dont la suture médio-frontale présentait de fortes dentelures. Elle était comme criblée de petits os wormiens dans toute son étendue. L'auteur ne donne pas d'autres renseignements; existait-il un certain degré d'hydrocéphalie? Trouvait-on des os wormiens dans les autres sutures? Nous n'en savons rien.

On sait que la présence des os wormiens caractérise les sutures larges, celles qui le sont normalement (lambdoïde), ou celles qui le sont devenues accidentellement (hydrocéphalie).

Quoique l'hydrocéphalie soit une des causes de persistance de la suture métopique, cette suture ne présente pas d'os wormiens; mais ces os existent souvent en abondance dans les autres sutures lorsque la médio-frontale n'est pas fermée.

Coll. de la Soc. d'anthropologie. Cr. 153. Un grand os wormien dans la coronale gauche. S. m. f.

Musée Vrolik. Catal. de la coll. d'anatomie, par J.-L. Dusseau. Amsterdam, 1865..

14. Cr. d'un Suisse. Robuste. Dolicocéphale et orthognathe. Dépression entre les tubérosités frontales et élévation au sommet du crâne dans la partie antérieure de la sagittale. Occipital très-proéminent. *Rangée d'os wormiens* dans la suture lambdoïde et *une autre rangée dans la suture écailleuse*, front large. S. m. f.

N° 34. Cr. d'un Hanovrien. S. m. f. Os wormiens.

N° 43. Cr. d'un Suédois. S. m. f. Os wormiens.

(1) Th. Simon, Ueber die Persistenz der Stirnnaht Virchow's Archiv, 1873, p. 572.

Partie ostéologique du musée. N° 25. S. m. f. Os wormiens.

N° . Cr. de Zeegers Vermeulen, criminel, id. Belle tête de jeune homme dolicocéphale et prognathe. Série non interrompue d'os wormiens dans la suture lambdoïde.

N° 89. S. m. f. Belle tête large arrondie et symétrique d'un homme européen à front fort large. Os wormien fontanellaire à la partie postérieure de la suture sagittale, plusieurs os wormiens, et un grand os wormien interpariétal. D'autres os wormiens existent à droite, surtout entre le pariétal et le temporal.

Virchow. Gesammelte Abhandlungen, p. 910, Plagiocéphale, 25 ans f. Absence de la coronale gauche avec conservation de la m. f. Os wormien dans le lambda, s'étendant surtout à droite. Au sommet os fontanellaire médiocre. Suture coronale et suture sagittale très-dentelées. Pas de synostose basilaire Crista-Galli épaisse et courte. Racine du nez très-large et déprimée, léger prognathisme (Physionomie du crétin). Catal. Hesselbach, n° 4.

Nous avons dit que la suture médio-frontale faisait suite à la sagittale, lorsque la fontanelle antérieure a disparu. Ceci est vrai dans la plupart des cas, et cette disposition avait fait donner autrefois le nom de *caput cruciatum* aux crânes métopiques. Mais souvent il n'en est pas ainsi. Quelquefois, par exemple, en regardant le crâne comme pour estimer la norma verticalis de Blumenbach, on voit les deux sutures situées dans un même plan vertical; mais, au moment où la première va atteindre la seconde au bregma, elle fait un crochet et se termine à droite ou à gauche de ce point.

Dans d'autres cas, la rencontre n'a pas lieu, parce que les deux sutures ne sont pas placées sur une même ligne. Ce sont là les cas les plus intéressants. Virchow en avait déjà parlé dans son mémoire sur le crétinisme et les formes pathologiques du crâne.

« Il ne faut pas oublier, dit-il (1), que certaines circon-

(1) Virchow. Gesamm. Abhandl., p. 702.

stances individuelles peuvent causer des désordres considérables. Parmi ces désordres, un des plus fréquents est celui que provoque un dépôt exagéré d'os wormiens. Je n'entends pas, par là, la formation de ces os dans les sutures dilatées des hydrocéphales, mais un travail prématuré d'ossification dans des points non habituels. Ce travail a pour résultat non point, comme chez les hydrocéphales, de combler des vides, mais de dissocier les os normaux du crâne, de les refouler et de produire ainsi des déformations spéciales, surtout à l'occiput. Il peut en résulter une dolicocéphalie particulière, caractérisée par la saillie énorme de l'occiput. D'autres fois on voit des plagiocéphales, comme dans un cas de notre collection, chez lesquels la croix formée par l'intersection des sutures coronale et sagitto-frontale est déformée, et la suture médio-frontale (persistante) ne rencontre plus la sagittale. »

Pourquoi les deux sutures ne sont-elles pas placées dans le même plan antéro-postérieur? Tantôt c'est la sagittale qui est déviée, tantôt c'est la suture frontale. Il est facile de s'en assurer avec des points de repère fixes. La suture aura sa situation normale si les deux courbes qui mesurent la distance d'une des apophyses mastoïdes à différents points de cette suture sont égales deux à deux. Ceci posé, si on constate que c'est la sagittale qui est déviée, on trouvera en même temps le crâne asymétrique. Si c'est la suture métopique, c'est que les frontaux sont inégalement développés. Ce cas se présente souvent : ainsi, Regalia (1) a trouvé sur 8 crânes métopiques papous, que la suture était toujours à droite du plan de symétrie, et presque toujours totalement. La prépondérance du frontal gauche est donc très-marquée.

(1) Su nove crani metopici di Razza Papua (Archivio per l'anthropologia 'etnogr. Firenze, 1878.

Il résulte de cette particularité que le frontal d'un côté s'articule très-souvent avec le pariétal et avec l'os nasal du côté opposé. Quelquefois la suture médio-frontale est comme soulevée par une crête antéro-postérieure, comme nous le voyons chez un microcéphale décrit par Vogt (1), « le front très-plat présente en son sommet une crête mousse occupée par la suture métopique encore ouverte. »

Le crâne de la Truchère, décrit par MM. de Quatrefages et Hamy (*Crania ethnica*, p. 127), en offre un second exemple : « Tout le long de cette suture medio-frontale règne une crête de plus en plus marquée de bas en haut, crête qui atteint son maximum au niveau du bregma, et se prolonge en s'adoucissant le long de la sagittale. »

D'ailleurs, cette crête peut se rencontrer dans les crânes normaux, comme nous en avons un exemple dans une tête de nègre décrite par M. Barnard Davis, dans son *Thesaurus craniorum*.

ÉTAT DES OS ET DES SUTURES DANS LES CRANES MÉTOPIQUES

Lorsque la suture métopique ne s'est pas fermée à l'époque normale, elle offre une tendance très-faible à l'oblitération. Elle ne se ferme jamais la première ; le plus souvent la suture sagittale commence à se souder avant elle, et, dans bien des cas, toutes les sutures sont fermées, alors qu'elle reste encore ouverte.

Il est facile de prouver ce que nous avançons par des exemples : pour ce qui concerne la sagittale, nous avons le tableau statistique de Welcker (p. 97), que nous avons vérifié à l'aide des cas rapportés par les auteurs, et de ceux que nous avons pu recueillir. Mais nous ajouterons que

(1) Etude sur les microcéphales. Arch. f. anthrop., 1867, p. 170.

la persistance de la suture médio-frontale s'accompagne de celle de plusieurs autres sutures temporaires, ou de la présence de sutures surnuméraires. Ce qui prouve, en d'autres termes, que dans les crânes métopiques les différentes parties osseuses sont plus indépendantes les unes des autres que dans les crânes normaux, et que cette indépendance tend à persister jusque dans la vieillesse.

Ainsi, l'écaille de l'occipital reste ordinairement indépendante jusqu'à l'âge de 1 à 2 ans, tout au plus (Welcker). Or, les rares exceptions à cette loi s'observent ordinaire ment dans les crânes métopiques.

Ainsi Welcker mentionnait déjà un cas de persistance de la suture inter-occipitale postérieure, sur un crâne métopique, provenant d'un enfant de 7 ans (1). Plus tard, revenant sur le même sujet, il disait (2) : « Après avoir étudié la collection de l'Académie de Dresde, très-riche en crânes d'enfants, je ne connais que trois cas de persistance de la suture inter-occipitale postérieure chez des enfants au-dessus de 1 an; *dans deux de ces cas, la suture métopique n'était pas fermée.* »

Pour notre part, nous avons rencontré plusieurs cas analogues dans les vitrines du musée de la Société d'anthropologie.

Enfant de 2 ans environ. Suture métopique persistante. A gauche la suture interoccipitale postérieure est conservée tout entière.

F. II, Enfant de 8 ans environ. Suture métopique formée dans sa portion intertubérale seulement. Os épactal. Les sutures interoccipitales postérieures persistent dans une étendue de 1 cent. du côté externe de l'os.

Dans d'autres cas, les différentes parties qui composent cette écaille ne se soudant pas toutes entre elles, comme à

(1) Wachsthum, und Bau des menschlichen Schoedels. Leipzig, in-4, 1862, p. 85.

(2) Kraniologische Mittheilungen. Arch. f. antropol., 1866, p. 116.

l'état normal, il peut rester un ou plusieurs fragments de l'écaille occipitale indépendants au voisinage du lambda, fragments qui constituent l'os épactal ou inter-pariétal, unique ou multiple, que Tchudi et Rivero croyaient particulier aux Péruviens (os des Incas), et qui aujourd'hui sont considérés, à juste titre, comme le résultat d'un simple arrêt de développement commun à toutes les races (1). Nous avons pu constater un certain nombre de fois la présence d'os épactaux dans les crânes métopiques.

Collection de la Soc. d'anthrop. Os épatal. S. m. f.

550. Id. S. m. f.. conservée en bas. Os épactal.

11. Epactal. S. m. f.

31. Epactal double. S. m. f.

B. Davis décrit ainsi un crâne de Bodos (tribu habitant les forêts situées au pied de l'Himalaya):

Crâne métopique, remarquable par un os épactal à gauche du lambda; os wormien au milieu de chaque suture fronto-pariétale.

Un autre crâne, de la même provenance, porte l'indication suivante :

Suture métopique, os wormien, os épactal losangique.

Dans un autre chapitre nous trouvons un crâne de Lepchas (aborigène de Sikim) qui porte la mention :

Grand os épactal; suture métopique,

Pays de Galles. Crâne métopique. Grand os wormien de chaque côté occupant une grande part de l'écaille de l'occipital.

QUELQUEFOIS IL N'Y A QU'UNE TENDANCE A LA FORMATION DE L'OS ÉPACTAL.

221. Sagittale et lamboïde fermées dans une grande étendue ; une petite fissure part transversalement de chaque astérion.

Dans un crâne de la Nouvelle-Calédonie appartenant au Muséum chez lequel la suture médio-frontale a persisté, on trouve aussi au niveau de chaque astérion une fissure de quelques millimètres se dirigeant transversalement vers l'inion.

Coll. de Gall.

Vieillard. S. m. f. A droite, fissure partant de l'astérion, ayant une longueur de quelques centimètres.

(1) Jacquart. De l'os épactal. Journ. de l'anat., 1865.

Adulte, id. id.
Hamel, assassin, id. Fissure à droite.
N° 209. Fille publique, id. Traces de fissure à droite.
N° 193. F. Monomanie érotique, id. Fissure au niveau des deux astérions.

Enfin, quelquefois on trouve en même temps un os épactal et les sutures inter-occipitales. Nous en avons rapporté plus haut un exemple (F. 11).

Rappelons aussi que nous avons mentionné déjà la plus grande fréquence des os wormiens dans les crânes métopiques. Les races où cette suture est rare présentent rarement des os wormiens.

Quant à la multiplication anormale des sutures, elle est prouvée par les observations suivantes :

48. Soc. d'anthr. Adulte. Au niveau des trous pariétaux, double fissure transversale partant de la suture sagittale divisant chaque pariétal dans une étendue de 4 centimètres.

F. C. Soc. d'anthr. Enfant, S. m. f. Os wormien au lambda. Le pariétal droit présente une disposition fort remarquable. Il est séparé en deux par une ligne antéro-postérieure horizontale s'étendant du stephanion (point où la crête temporale rencontre la suture coronale) jusqu'à la suture lambdoïde, au point où elle se courbe pour descendre vers l'apophyse mastoide.

Welcker rapporte un cas analogue (1). Il s'agit d'un homme de 25 ans, et c'est le pariétal gauche qui est le siége de cette anomalie. La suture lambdoïde gauche renferme des os wormiens dans sa partie médiane ; la suture coronale gauche en renferme un petit au point où elle rencontre la suture inter-pariétale ; dans la suture lambdoïde droite se trouve un grand os wormien de 50 millim. de longueur sur 30 de hauteur empiétant sur l'écaille de l'occipital.

Par suite de cette suture surnuméraire, la hauteur du pariétal gauche est augmentée, de sorte que l'extrémité antérieure de la suture sagittale *aboutit* à 8 *millim.* à *droite de la suture frontale*, le pariétal gauche arrivant ainsi au contact du frontal droit.

Cet arrêt de développement aurait été observé quatre ou

(1) P. 108.

cinq fois d'après Gruber (Mém. de l'Acad. des sciences de Saint-Pétersbourg, t. II, n° 2. p. 3), mais nous ignorons si parmi ces crânes on en trouverait offrant la suture métopique conservée.

Parmi les autres anomalies, mentionnons une apophyse mastoïde surnuméraire dans un crâne de la Société d'anthropologie. On voit donc que les crânes métopiques ont une grande tendance à présenter des anomalies par excès ou par défaut; ces anomalies sont caractérisées principalement par une indépendance plus grande des différents os de la voûte du crâne.

Nous avons dit que les crânes métopiques sont atteints de synostose prématurée plus tardivement que les crânes normaux, et que les sutures normales tendaient à se fermer avant la suture médio-frontale. En dehors du tableau statistique de Welcker (1), nous avons réuni quelques exemples démonstratifs.

Coll. de la Soc. d'anthrop. Cazot, 72 ans, femme. S. m. f. Toutes les sutures conservées.

X..., 82 ans, Salpêtrière. On voit encore des traces de la médio-frontale. Toutes les autres sutures sont fermées.

Th. de Sauvage, obs, XII (2). Mus. d'hist. nat., galerie d'anthrop., n° 844. Coll. de l'Astrolabe et de la Zélée, Dumond d'Urville, n° 36, Iles Mariannes.

65 ans. Problement femme. Sagittale et lambdoïde seules à peu près fermées. Cr. tr. aminci au niveau du sillon de l'artère méningée qui se termine en lacis vasculaire; en ces points, la lame externe de l'os seule persiste. Lésions symétriques des deux pariétaux au lieu d'élection, bordées par un bourrelet saillant.

Th. Simon (3) nous dit que dans 9 cas de persistance complète de la suture frontale, il a vu les autres sutures fermées; il en était de même dans un cas de persistance incomplète.

(1) Wachsthum und Bau des menschl. S'chœdels, p. 97.

(2) De l'état sénile du crâne, par Sauvage. Th. de Paris, 1870.

(3) Ueber die Persistens der Strinnaht. Wirchow's Archiv., 1873, p. 572.

L'un d'eux, était un crâne d'homme de 65 ans, chez lequel la médio-frontale seule persistait.

Chez une femme de 83 ans, la suture sagittale et la lamboïde étaient complètement soudées ; les deux pariétaux offraient une atrophie sénile considérable.

Trois fois, il a vu la suture frontale conservée, la sagittale étant complètement fermée (h. de 85 ans, 2 f. de 76 et de 80 ans).

Deux fois les deux tiers postérieurs de la sagittale étaient fermés (h. 68 ans ; f. 58 ans). Enfin deux fois (h. de 60 ans ; f. de 48) la coronale était fermée dans ses deux extrémités inférieures.

B. Davis (*Thesaurus cran.*, p. 108) parle du crâne d'un homme de 110 ans. La suture frontale est encore ouverte sauf dans une étendue d'un pouce près de son extrémité inférieure. Il en est de même pour les extrémités inférieures de la coronale. Atrophie sénile (on ne dit pas si les autres sutures ont disparu.)

La fermeture de la suture frontale chez l'adulte se ferait, d'après Welcker, dans l'espace intertubéral comme l'oblitération infantile. D'après Simon, elle se ferait de bas en haut. En réalité, elle offre une marche très-irrégulière ; elle est toujours incomplète, et toujours, jusqu'à l'âge le plus avancé, on retrouve des traces de la suture.

Simon fait observer que la suture médio-frontale n'est pas la dernière à se fermer ; mais Welcker n'a rien avancé de semblablable. Il se contente de dire que, lorsque la médio-frontale ne s'est pas fermée pendant l'enfance, elle ne tend plus à s'oblitérer avant les autres, que rarement on la voit se fermer la première, et que presque toujours la sagittale commence son travail d'oblitération avant elle. Nos observations nous conduisent à des conclusions identiques.

Nous avons vu, en effet, quelques crânes où la suture métopique seule persistait. Nous trouvons dans la collection Vrolik une observation de ce genre.

Crâne de femme fort âgée, n° 18. Toutes les sutures ont disparu ; la frontale persiste.

MM. Rambaud et Renault signalent un cas tout à fait analogue, de sorte qu'on peut dire : la suture métopique a si peu de tendance à se fermer dans l'âge adulte que *quelquefois* elle persiste alors que toutes les autres ont disparu.

Mentionnons, en terminant, le crâne d'un individu, nommé Dagny, âgé de 16 ans, appartenant à la Société d'anthropologie. Cet individu, stupide, presque idiot, offre une oblitération de la suture sagittale dans sa portion interforaminale. La suture médio-frontale est, au contraire, complètement ouverte.

Caractères des cranes métopiques.

1° *Crânes dont la suture est complètement conservée*

Ceci dit, voyons quelle influence exerce sur le crâne la persistance de la suture métopique. Jusqu'à Welcker, on n'avait sur ce sujet que des données très-vagues, et même contradictoires.

Le plus grand nombre des anatomistes se contentent de nous dire que cette suture se rencontre le plus souvent dans les crânes à fronts larges (Henle, etc.). Cependant Hyrtl est plus explicite, il s'exprime ainsi :

1° La suture médiofrontale ne se trouve ordinairement que chez les individus à front large.

2° Il n'est pas exact qu'elle s'observe plus fréquemment chez les femmes que chez les hommes.

3° Quelquefois on voit persister des traces de cette suture au-dessus du nez.

4° Dans un âge avancé, c'est la suture mastoïde (?), qui de toutes les vraies sutures disparaît la première ; puis vient la pariétale et la lambdoïde, et s'il existe une suture frontale, elle se ferme la dernière (1).

Nous voyons, au contraire, Sœmmering qui a le plus

(1) Hyrtl. Lehrb. d. Anat. 3e édit., p. 203.

insisté sur l'importance des sutures, comme moyen d'accroissement des os, méconnaître cette relation.

Il fait observer que « quelquefois, chez les crânes à front élevé, comme chez ceux à front bas, *chez ceux à front étroit comme chez ceux à front large*, le frontal est séparé par une suture. (1) Enfin l'auteur d'un récent traité d'ostéologie, M. Humphry (2) nous dit que le retrécissement du crâne dû à la synostose de la sagittale lui avait d'abord fait supposer un rapport entre l'étroitesse du front et la permanence de la suture frontale, mais que cette supposition ne s'est pas vérifiée, la suture ne s'observant pas plus fréquemment dans les fronts larges que dans les fronts étroits.

Il faut arriver à Welcker pour trouver une étude complète sur cette question. Mais avant d'entrer dans l'exposition de son travail, disons quelques mots de ses procédés de mensuration. Outre les grands diamètres du crâne qu'il mesure comme les anthropologistes allemands, c'est-à-dire d'une manière un peu différente de celle qu'adoptent les auteurs français, il attache une grande importance aux tubérosités frontales et pariétales. Ainsi, sa circonférence horizontale totale passe non pas par la glabelle dont la position lui semble très-variable, mais par les bosses frontales ; il en est de même de sa circonférence horizontale frontale.

Ce mode de mensuration lui a été reproché comme peu exact, bien qu'il cherche à réfuter ce reproche.

« La distance qui sépare ces bosses (dont on détermine d'abord la position avec un crayon) peut se mesurer facilement dans la grande majorité des cas, et avec un peu d'ha-

(1) Struct. du corps humain, I, 136, cité par Welcker.

(2) A treatise on the human Skeleton. London and Cambridge, 1858, p. 251.

bitude, on arrivera à trouver l'endroit d'application des branches du compas avec une erreur de moins d'une ligne. L'aplatissement des tubérosités frontales, et surtout des pariétales, rend les mensurations incertaines, bien plus rarement qu'on ne le croirait *Dans ces cas exceptionnels on doit tâtonner un peu et choisir les points où doivent se trouver les tubérosités à en juger d'après la forme de l'os de certains autres signes*: le chiffre obtenu ainsi doit être marqué d'un ? » (p. **24**).

Quant à nous, nous avons suivi la méthode ordinaire française, adoptée par MM. de Quatrefages et Hamy dans les Crania ethnica, par M. Broca, et un grand nombre d'autres auteurs.

Welcker estime que les distances relatives de ces saillies donnent une bonne idée non-seulement de la forme du crâne, mais encore de l'accroissement marginal des différents os qui le composent. En effet, par suite de l'accroissement marginal des os, ces tubérosités subissent des déplacements proportionnels, et leur position caractérise bien mieux la forme et la capacité d'un crâne que la description de la situation et de la longueur des sutures.

Un certain nombre d'autres points de repère (apophyses mastoïdes, apophyses malaires du frontal, protubérance occipitale externe), servent à déterminer un réseau graphique qui se décompose en plusieurs quadrilatères ou triangles dont le « quadrilatère crânien supérieur » et le quadrilatère frontal » sont les plus importants pour nous.

Le premier résultat obtenu par Welcker est relatif à la largeur du front. Sur 70 crânes normaux, la proportion de la circonférence horizontale frontale à la circonférence totale est de 31,6 p. 100. Dans une autre série de 30 crânes, elle est de 31,5 p. 100, tandis qu'une série de 60 crânes métopiques d'homme donne une proportion de 33,5 p. 100; une se conde série de 20 crânes de femmes sans suture frontale donne 31,4 p. 100 ; une série de 20 femmes avec suture frontale donne 33,4 p. 100.

Nos résultats concordent avec ceux de Welcker ; nous faisons passer, il est vrai, la circonférence horizontale sur la glabelle, mais le résultat n'en est pas modifié, puisqu'il s'agit d'un rapport.

Nous avons choisi 9 crânes métopiques d'Auvergnats adultes, c'est-à-dire provenant d'une race supérieure et éminemment brachycéphale ; d'autre part, 9 autres crânes d'Auvergnats normaux, sans distinction de sexe ; les premiers ont fourni le rappport de 38,8 p. 100, les seconds celui de 31,5 p. 100. Il est donc évident que le front est toujours plus large dans les crânes métopiques que dans les crânes normaux. Chez eux, la circonférence horizontale totale est aussi un peu plus grande que chez les autres.

Welcker, en étudiant le développement général du crâne, avait déjà touché à cette question. Considérant l'accroissement marginal des os comme le mode principal de croissance du crâne, il s'était demandé quel était le degré d'activité des différents bords, et quelles étaient les conditions d'où dépendait leur activité.

Pour résoudre cette question, il a reporté sur le crâne de l'adulte les contours des surfaces osseuses du nouveau-né, en faisant coïncider les tubérosités de même nom.

Il a pu voir alors que les os épais offraient un accroissement marginal plus considérable que les os minces ; et que cet accroissement était minimum lorsque les bords étaient taillés en biseau (écaille du temporal). La vascularisation de l'os est un facteur important de cette croissance, tandis que la compression réciproque des os est un obstacle à leur développement.

En dehors de ces résultats généraux, quelques points nous concernent plus particulièrement. Les dessins obtenus par ce procédé nous montrent que le frontal et les pariétaux

taux s'accroissent également, quand la suture médio-frontale est conservée, inégalement quand elle est fermée. Dans le second cas, le frontal ne pouvant plus s'étendre sur la ligne médiane, son développement coronal s'exagère beaucoup. Enfin les deux moitiés du frontal de l'enfant superposées à celles de l'adulte laissent entre elles dans les crânes normaux un espace de 1 à 2 millimètres à peine, mesurant l'accroissement interstitiel de l'os ; dans les crânes métopiques ils laissent à découvert de chaque côté de la suture frontale une bande large de 6 millimètres environ. On voit donc de suite combien cette persistance influe sur la forme générale du crâne. Ainsi lorsque la suture frontale se ferme, l'accroissement du bord coronal du frontal devient beaucoup plus considérable que lorsqu'elle persiste ; et malgré cette exagération, le frontal reste beaucoup plus étroit que dans les crânes métopiques ; les pariétaux ainsi que l'écaille de l'occipital prennent alors une part plus considérable à l'enveloppement du cerveau, comme on peut le voir sur les dessins qui font suite à l'ouvrage de Welcker.

En même temps la hauteur du frontal est légèrement diminuée absolument et relativement. Mes mensurations confirment ce résultat.

L'accroissement marginal médian continuant à se faire dans les crânes métopiques, il était à supposer qu'on trouverait chez eux un écartement notable des bosses frontales. Les mensurations directes comme les procédés indirects ont fourni la preuve de ce fait. Leur distance (au ruban) est de 60 millimètres, dans les crânes normaux (homme), tandis qu'elle est de 76 millimètres dans les crânes métopiques. La portion de la courbe horizontale comprise entre la tubérosité frontale et le bord coronal du même côté est, au contraire, un peu plus faible que dans les crânes normaux.

Le frontal divisé s'élargit donc par croissance intertubérale, et doit sa largeur à la suture frontale.

La ligne f. f. qui rejoint les 2 tubérosités frontales (au compas) est en moyenne de 54 millim. chez le nouveau né, à la fin de la première année elle atteint 58 millim., et lorsque la suture frontale se ferme, elle cesse de s'accroître. 58 m. mesurent donc l'écartement des bosse frontales chez l'enfant d'un an comme chez l'adulte. Il est intéressant de voir ce diamètre f.f. du crâne cesser de s'accroître de si bonne heure, tandis que les autres continuent à grandir bien au delà de la puberté. C'est là une des causes qui rendent le crâne de l'enfant et celui de l'adulte si dissemblables

Cependant cette opinion n'est pas partagée par tous les auteurs. Lucœ et Kölliker admettent l'écartement des bosses frontales après la soudure des deux moitiés de l'os, de sorte que leur distance absolue augmente, leur distance relative restant la même.

R. Froriep (1) admet au contraire un rétrécissement absolu de l'espace intertubéral après la soudure des deux moitiés du frontal. Mais il se base sur le rapport de chaque tubérosité frontale avec les différentes parties du rebord orbitaire aux différentes époques de la vie. Or les apophyses orbitaires externes s'éloignent graduellement l'une de l'autre par suite de l'écartement progressif des yeux, ce qui rend les évaluations de Froriep complétement fausses.

Ainsi donc, dans les crânes métopiques, le front continue à se développer bien au delà du terme normal il s'élargit et donne au crâne les caractères de ce que Welcker a appelé la brachycéphalie frontale.

Mais en même temps, le crân etout entier s'élargit un peu. La brachycéphalie relative des crânes métopiques est prouvée par les chiffres suivants de Welcker.

(1) Caractères de la tête d'après les lois de son développement. Berlin, 1845, p. 24 (cité par Welcker).

Indice céphalique de 30 crânes normaux (h.) moyenne 80.5.

Indice céphalique de 20 crânes métopiques (h.) moyenne 81. 6. Nous avons obtenu seulement 83.13 et 83.54.

La brachycéphalie s'accompagne ordinairement d'orthognathisme. Ici encore d'après Welcker, il existerait une tendance à l'orthognathisme. On sait que cet auteur mesure l'ortognathisme à l'aide d'un angle dont le sommet se trouve à la racine du nez et dont les côtés joignent ce point à l'épine nasale d'une part, au bord antérieur du trou occipital de l'autre. Dans ces conditions il a trouvé pour les crânes normaux 66°,2 pour les crânes métopiques 65°8.

Welcker (p. 63) établit que, dans une même race, une tête large est en même temps haute, une tête étroite est au contraire peu élevée. Or il n'en est plus de même dans les crânes métopiques; ici la largeur s'accompagne d'une diminution de l'indice vertical; 30 crânes d'hommes normaux lui donnent un indice vertical de 73.9. 20 crânes métopiques (homme) lui donnent un indice de 72.5. Nous avons obtenu une différence encore plus forte. I. V. crânes normaux, 76.59.

Crânes métopiques 72,32.

En même temps l'axe antéro-postérieur de la base du crâne est légèrement plus petit, la ligne *nb* (qui joint la racine du nez au bord du trou occipital) qui est de 100 mm. 3 en moyenne dans les crânes normaux est de 98° 6 seulement dans les crânes métopiques.

On devrait s'attendre tout d'abord à trouver une augmentation notable de la capacité de ces crânes. Mais il ne faut pas oublier que le diamètre vertical y est proportionnellement plus petit que dans les crânes normaux. Aussi Welcker ne trouve-t-il qu'une différence de 30 c.c. en leur faveur (1450. moyenne des crânes normaux, 1480 moyennes des crânes métopiques).

Les particularités qui caractérisent ces crânes se déduisent facilement de l'examen du réseau crânien de Welcker.

Voici les mensurations des différentes lignes qui le composent :

		CRANE D'HOMME	
		Normal.	Métopique.
(1) Ligne	F. F.	58	74
—	Z. Z.	99	102
—	P. P.	135	137
—	M.M.	107	108
—	F. P.	112	110
—	P. O.	109	106
—	M. Z.	97	95
—	M. O.	102	104
—	F. Z.	53	49
—	M. P.	105	102

Le squelette de la face n'éprouve guère de modification. la ligne zz est un peu plus grande (3mm); par là le quadrilatère frontal devient plus rectangulaire et donne au front une certaine analogie avec celui de l'enfant. L'augmentation de cette ligne zz qui croise les orbites et la racine du nez ne se répartit pas sur toute son étendue. Les cavités orbitaires ne sont nullement plus grandes qu'à l'ordinaire. C'est l'espace interoculaire seul qui augmente de largeur.

	MOYENNE	
	30 cranes normaux. Hommes	20 cranes métopiques. (Welcker).
Z. Z.	99.2	101.8
Largeur d'une orbite,	37.1	36.9
Largeur interoculaire,	24.9	27.9

Pour la largeur interoculaire, nous trouvons dans nos 2 séries d'Auvergnats : 23.4 et 27.2. Nous avons pris cette largeur de la façon indiquée par Welcker c'est-à-dire à

(1) F. Bosse frontale. — P. Bosse pariétale. — O. Protubérance occipitale externe. — M. Apophyse mastoïde. — Z. Apophyse orbitaire externe.

l'aide d'un compas dont les pointes touchent le bord de l'apophyse nasale du frontal au niveau de la crête de l'os unguis. Cette mesure donne en même temps le diamètre transversal antérosupérieur de l'ethmoïde.

Il était dès lors probable que les orbites étant plus écartés l'un de l'autre, leurs axes offriraient une plus grande divergence. En effet, d'après les évaluations de Welcker, l'angle qu'ils forment entre eux dans les crânes normaux étant de 47° environ (1), il atteint 53° et plus dans les crânes métopiques.

A ce point de vue, le crâne métopique trouve son contraste le plus frappant dans le crâne du singe, chez lequel la synostose de la suture médio-frontale, commençant presque immédiatement après la naissance, rend extrêmement faibles l'écartement des yeux, et la divergence de leur axe. Chez les animaux dont la suture frontale se forme très-tard, comme le cheval, le bœuf, les yeux s'écartent beaucoup l'un de l'autre et se placent sur les côtés de la tête. Nous trouvons un terme moyen dans les yeux de chat et de chien Chez le phoque, les yeux sont très-rapprochés, et cependant la suture frontale ne se ferme pas de très-bonne heure. Il y a là des raisons d'un autre ordre à invoquer (Welcker).

A l'intérieur du crâne, on observe une largeur plus grande de la fosse cérébrale antérieure. Quant aux modifications qu'éprouve le cerveau lui-même, on trouve peu d'indications précises dans les auteurs. Welcker croit avoir remarqué que les lobes frontaux sont plus larges et les nerfs optiques plus fortement divergents. Une opinion populaire est que les individus à front large sont remarquables par leur intelligence, opinion qui concorde peu avec celle de certains anthropologistes qui voient dans la persistance de cette suture un caractère d'infériorité.

(1) Sömmering admettait un angle de 43 à 44°.

M. Ch. Féré (1), nous donne des renseignements intéressants relativement à la position des lobes frontaux par rapport à la calotte du crâne dans les cas de suture métopique.

M. Broca a montré, à l'aide de son procédé des chevilles, que le sillon de Rolando ne correspond pas à la suture coronale, comme le croyait Gratiolet, mais qu'il est situé à 47 ou 48 millim. en arrière. M. Feré étudie les variations de sa position ; ce sillon recule dans les cas de déformation artificielle du crâne (déformation toulousaine), il s'avance au contraire dans les cas de persistance de la suture médio-frontale ; mais cette projection en avant est variable ; elle peut-être de 1 cm., de 39 mm. de 35. Elle manque même quelquefois.

Dans les crânes métopiques, la forme de la crête frontale est notablement modifiée. Au lieu de présenter un bord saillant et tranchant comme dans les crânes normaux, cette crête ne consiste qu'en une saillie assez large et plus ou moins mousse qui présente une dépression à partir du foramen cæcum pour le sillon longitudinal supérieur.

Il faut ajouter que la suture métopique passe le plus souvent en son milieu, mais quelquefois à droite ou à gauche.

Enfin d'après Welcker qui a réuni une statistique assez considérable à ce sujet, les sinus frontaux manqueraient assez souvent dans les crânes métopiques, ou bien on ne trouve de cavité que dans l'un des deux frontaux. Si les deux frontaux sont également excavés, la cloison qui manque souvent dans les cas ordinaires existe constamment. Quant à moi, mon attention étant appelée sur ce sujet par Welcker, j'ai trouvé quelques crânes métopiques remarquables par l'absence de sinus frontaux, mais je n'ai pas eu à ma disposition un assez grand nombre de crânes sciés

(1) Ch. Féré. Note sur quelques points de la topographie du cerveau. Arch. de Physiol. norm. et path., 1876, p. 263.

transversalement pour pouvoir contrôler absolument les résultats de cet auteur.

Welcker nous dit encore que l'on peut arriver à reconnaître l'existence de cette suture sur le vivant. La longueur et la faible hauteur du front, l'écartement des bosses frontales, la grandeur de l'espace intertubéral, la brièveté du nez sans courbure caractéristique, à dos large et peu saillant, l'habitus général de la tête, fourniraient un ensemble de signes qui tromperaient rarement, et dont Welcker a pu contrôler l'exactitude par de nombreuses autopsies. Enfin, il a fait le diagnostic rétrospectif de cette suture, chez un certain nombre de personnages célèbres, d'après leurs portraits ou leurs statues.

En somme, les crânes métopiques offriraient un type spécial. Par leur brachycéphalie et leur orthognathisme, ils exagèrent les caractères du crâne masculin, tandis qu'ils se rapprochent du type féminin et du type infantile par la largeur du front, par l'élargissement des quadrilatères frontal et supérieur, par la brièveté de leur base, et par la diminution de leur hauteur. Ce mélange de caractères opposés leur imprime un cachet tout spécial. On ne peut en effet les considérer, ni comme le résultat d'un arrêt de développement, ni comme une simple exagération d'un autre type. Ils modifient la forme du crâne dans chaque race, dans des limites que l'on peut déterminer à l'avance, en lui donnant un aspect caractéristique.

Un certain nombre d'auteurs ont voulu contrôler les chiffres de Welcker, en étudiant des crânes de race. Mais il en est parmi eux dont le travail ne peut être pris en considération. Je citerai comme exemple Regalia (1). On sait que Welcker déclare qu'un crâne métopique a une capacité plus considérable *que si sa suture médio-frontale*

(1) Su nove crani di razza papua. Archiv. par l'Anthrop. e l'ethnogr. Firenze, 1878.

était fermée. Pour vérifier cette loi, il faut donc prendre, puisqu'on ne peut avoir le même crâne non métopique, une série considérable de crânes normaux, et une série considérable de crânes métopiques, et comparer les deux moyennes. Les différences individuelles s'atténuant ainsi, on a approximativement le crâne normal de la race en regard du crâne métopique de la même race. Regalia raisonne autrement: il prend chaque crâne métopique et le compare sous ce rapport à la moyenne normale; tantôt il la surpasse, tantôt il lui est inférieur, et alors Regalia déclare que la loi de Welcker n'est pas toujours vraie. Ce raisonnement prouve simplement que le métopisme peut affecter des crânes d'un petit volume; mais nullement que ces petits crânes ne sont pas plus grands que si leur suture médio-frontale était fermée. Le même procédé revient à propos de toutes les mesures.

Mais si, comme nous l'avons fait, on se reporte aux tableaux donnés par cet auteur, et que l'on refasse les calculs d'une autre façon, on obtient des chiffres concordant parfaitement avec les résultats mentionnés plus haut. En éliminant un crâne d'enfant, il en reste 7 dont la capacité est de 1358 cc., tandis que la moyenne d'une série de 97 crânes papous normaux n'est que de 1356 cc. La courbe horizontale moyenne des premiers est de 508,3, elle est de 504,5 chez les seconds. L'indice céphalique moyen de cette série est de 70,87. Celui des crânes métopiques est de 72,4. La courbe antéro-postérieure des premiers est en moyenne de 375,5 ; celle des seconds n'est que de 372, ce qui correspond à la diminution de la hauteur du crâne admis par Welcker dans les cas de métopisme. D'ailleurs l'indice vertical qui est de 74,42 chez les premiers, tombe à 70,60 chez les seconds. La base du crâne est légèrement raccourcie dans les crânes métopiques ; c'est ce que nous pouvons encore vérifier ici. La ligne naso-basilaire donne les chiffres de 97,27 comme moyenne des crânes métopiques masculins, de 99 pour les crânes normaux masculins. Le diamètre antéro-postérieur nous donne: crânes normaux 183,5, crânes métopiques 182,33. Ils sont également moins dolicocéphales que les autres ; leur indice moyen allant à 72,32, celui des premiers n'étant que de 70,71.

Le front lui-même offre une largeur plus considérable dans cette série de crânes anormaux : le diamètre frontal minimum est chez eux de 95,5 en moyenne ; dans la grande série de crânes normaux il est de 92,50, et l'indice frontal qui est de 71,15 dans les crânes normaux est de 72,4 dans les crânes métopiques.

La largeur interorbitaire nous donne les mêmes résultats que dans les races européennes : la moyenne est de 23,56 dans la série de crânes métopiques papous étudiée par Regalia, de 24,22, si l'on retranche le crâne de femme, crâne dont l'écartement des yeux est très-faible. La moyenne de ce diamètre pris sur 39 crânes normaux H, est de 22,73 et de 21,36, si on y joint 26 crânes F.

Enfin, ces crânes offrent encore une tendance à l'orthognathisme; l'angle ophrio-spinal donne une moyenne de 70,50 pour les crânes normaux, et de 68,75 pour les crânes métopiques.

Ces résultats sont particulièrement intéressants parce qu'ils nous montrent que les caractères du métopisme se retrouvent dans les races inférieures et dolicocéphales.

A. B. Meyer a eu à sa dispostion 135 crânes de race papoue, sur lesquels 3 étaient métopiques (2 H., 1 F.).

La capacité nous donne :

Moyenne des 2 H. mét., 1425 cc.

Moyenne des crânes normaux II. = 1398.

Moyenne des trois crânes métopiques H. et F. = 1396.66.

Moyenne de toute la série normale H. et F. = 1336,5.

L'indice vertical moyen est de 74,5 pour les crânes métopiques, de 75,6 pour les crânes normaux.

L'indice céphalique est au contraire plus fort pour les seconds que pour les premiers : mais cette anomalie apparente s'explique par la faiblesse de l'indice d'un des crânes métopiques (67,6), qui influence considérablement une série aussi faible. En ajoutant les chiffres de Meyer à ceux de Regalia, ce cas exceptionnel qui modifie ici les résultats généraux s'atténuerait considérablement. On voit encore par là quelles erreurs on s'expose à commettre quand on fait porter les calculs sur des crânes isolés.

D'autres auteurs, en publiant le résultat de leurs recherches, reconnaissent que dans un certain nombre de cas on retrouve tous les caractères du métopisme indiqués par Welcker, mais que dans d'autres, par contre, ces caractères ne se retrouvent pas. Le Dr Julius Lederle (1) décrit ainsi le seul crâne métopique qui existe parmi les 58 crânes de nègres de la collection de Fribourg. Ce crâne est très-volumineux, moyennement lourd, presque orthognathe et orthocéphale. Vu d'en haut, il a la forme d'un carré à angle arrondi. La région frontale qui occupe 195^{mm} de la circonférence horizontale est remarquable avant tout par son extraordinaire largeur ainsi que par sa suture frontale. Cette suture part du milieu de la racine du nez et rencontre la suture coronale à 12^{mm} à droite du bregma. Le frontal droit est un peu plus renflé que le gauche; le tiers supérieur du frontal est un peu aplati. La portion nasale est frappante par sa largeur. Toutes les sutures sont ouvertes. Dans la lambdoïde deux petits os wormiens.

Visage long et large ; largeur anormale de l'espace interoculaire (37^{mm}), les axes orbitaires forment entre eux un angle de 57° au lieu de 47° (Welcker).

« En somme, si nous considérons que ce crâne offre une

(1) Ein Negerschœdel mit Stirnnaht, etc. Arch. für Anthrop., 1875, p. 177.

grande capacité, une augmentation du diamètre transverse en général et particulièrement du front ainsi que de la paroi interoculaire, une diminution du diamètre vertical prouvée par la diminution de l'indice transverso-vertical et longitudino-vertical, et qu'il offre un angle de 89° qui le rend presque orthognathe ; on voit que notre crâne nègre présente l'ensemble des propriétés qui sont la caractéristique des crânes métopiques dans les races supérieures. »

Le Dr Zuckerkandl (1) décrit 1 crâne abyssinien qui, par suite de la persistance de la suture métopique, présente des modifications analogues au précédent. 3 autres crânes abyssiniens ont un indice céphalique variant de 67,5 à 70,5. Ici l'indice est de 76,7. Tous les diamètres transversaux sont augmentés ; l'occipital n'est plus renflé : il est plat et vertical ; il ne ressemble plus aux crânes de sa race. Capacité : 1370.

Puis il cite 3 autres crânes métopiques (un égyptien, un nègre, un dayak) qui ne semblent pas offrir ces modifications caractéristiques.

« Dans le crâne nègre, dit l'auteur, le diamètre transverse du frontal seul est agrandi, mais à partir de la suture coronale le crâne va se rétrécissant en arrière, comme cela arrive toujours dans cette race ; il est resté sténocéphale. Si cependant on voulait trouver quelques autres modifications, on pourrait citer les fosses temporales, qui, contrairement au type de la race, sont renflées, et on pourrait trouver dans ce fait une compensation aux modifications qui ordinairement se répartissent plus régulièrement dans les différentes régions des crânes métopiques. Pourtant outre ce crâne, nous voyons par celui de l'Egyptien et du Dayak que la présence de la suture métopique n'est pas

(1) Reise der œsterreich. Fregatte Novara um die Erde Anthropol. Theil. Wien, 1875.

nécessairement liée à une modification spéciale dans la forme du crâne, ces derniers ayant complètement conservé le type de leur race ; leurs fosses temporales sont plates, et, relativement à l'indice céphalique et au diamètre frontal transverse, ils sont surpassés par des crânes normaux de leur propre race. »

Répétons à ce sujet ce que nous avons déjà dit, c'est que cette question ne peut être jugée que par l'étude de séries nombreuses, et cette étude est toute en faveur des idées de Welcker. Ainsi, prenons la série d'Egyptiens, de Dayaks, de nègres et d'Abyssiniens donnée par cet auteur (16 crânes); mettons d'un côté les crânes normaux (12), de l'autre les crânes métopiques (4), et prenons les deux moyennes : nous aurons pour l'indice céphalique des premiers 71,25, et pour celui des seconds 72,85.

2° *Crânes à suture incomplètement conservée.*

Nous avons montré plus haut que la suture métopique commençait à s'oblitérer vers l'âge de 1 an et se fermait complètement à l'âge de 2 ans environ. Mais il est un certain nombre de crânes chez lesquels cette suture ne se ferme pas complètement ; chez eux l'espace intertubéral seul est soudé, et la suture persiste en haut et en bas. Lorsqu'on se trouve en face d'une tête d'adulte à suture frontale incomplètement fermée, on peut se demander à quelle époque a eu lieu cette fermeture incomplète. Welcker répond encore à cette question en nous fournissant plusieurs tableaux de mensurations qui nous prouvent : 1° que les enfants à suture fermée incomplètement ont la même largeur de front que ceux chez lesquels elle l'est complètement ; 2° que des enfants dont la suture médio-frontale est ouverte ont le front proportionnellement plus large que des adultes qui l'ont incomplètement fermée.

Par conséquent, dès que la soudure des deux frontaux commence, les bosses cessent de s'écarter et leur écartement est le même à 1 an qu'à l'âge adulte ; en même temps le rapport de la circonférence frontale à celle de tout le crâne commence à diminuer ; chez les nouveau-nés elle est de 34,5 p. 100, chez les adultes elle tombe à 31,5 p. 100. Il en est tout autrement dans les crânes métopiques, chez lesquels l'écartement des tubérosités frontales arrive à 70^{mm} et plus; comme chez eux les quatre bords continuent à participer à l'accroissement de l'os, la largeur proportionnelle du front diminue très-peu : elle tombe de 34,5 à 33,5 seulement.

Nous voyons aussi que les crânes à suture frontale incomplètement fermée ont commencé ce travail d'ossification à la même époque que les autres, c'est-à-dire vers 1 an, puisque l'écartement des bosses frontales est en moyenne de 60 millimètres, c'est-à-dire tel qu'on le rencontre à cet âge.

La synostose partielle ne s'est donc pas faite après la première enfance. Les crânes qui présentent la synostose partielle sont des crânes normaux chez lesquels, pour une raison inconnue, les parties supérieure et inférieure de la suture ont persisté. On ne trouvera donc chez eux aucun des caractères des crânes métopiques.

Au contraire, un certain nombre de crânes d'individus âgés, chez lesquels la suture n'existe plus que partiellement, ou même a complètement disparu, offrent tous les caractères des crânes brachycéphales frontaux, et la largeur proportionnelle du front atteint chez eux 34,5. Ici la suture est restée ouverte pendant toute la période d'accroissement du crâne pour être atteinte d'oblitération sénile partiellement ou dans toute son étendue à l'époque de la vieillesse.

Les crânes à suture incomplètement fermée se rangent

donc dans deux catégories. Chez les uns la suture a commencé à se fermer à l'époque ordinaire, et leur accroissement dès ce moment n'a eu lieu que par les bords externes de l'os, malgré la persistance partielle de la suture frontale; les autres sont de véritables brachycéphales frontaux avec synostose sénile de la métopique, l'os frontal a continué à s'accroître par quatre bords pendant toute la vie.

FRÉQUENCE DU MÉTOPISME.

Cette suture a depuis longtemps attiré l'attention des anatomistes. Nous citerons principalement l'opinion de Vésale, qui la croyait très-rare chez l'homme et presque exceptionnelle chez la femme; qui la considérait comme particulière aux fronts larges et anguleux, et qui disait qu'elle se rencontre dans la proportion de 2 sur 20, ce qui est vrai pour la race caucasique.

Parmi les auteurs modernes qui précisent leur opinion par des chiffres, la plupart s'accordent à indiquer la proportion de 1/20, Humphry, par exemple. Cette proportion est trop faible.

Pour les Français, par exemple, nous avons des statistiques portant sur un grand nombre de crânes. Ainsi le Dr Leach, en examinant les crânes des catacombes de Paris, l'a constatée 1 fois sur 11 environ. Sur les crânes parisiens de la Société d'anthropologie, M. Pommerol a trouvé la proportion de 1 sur 14. Mais ce chiffre est trop faible. En effet, nous trouvons dans l'ouvrage de M. Topinard (1) les chiffres suivants :

Crânes parisiens, 611; sur ce nombre 58 sont métopiques; proportion : 1 sur 9,65. Nous avons fait nous-

(1) L'anthropologie, 2e édition, p. 135.

même ce relevé sans connaître les résultats obtenus par ces auteurs, et nous avons trouvé la proportion de 1 sur 11, de sorte que pour les Parisiens on peut admettre le rapport approximatif de 1/10.

Pour l'Angleterre, nous avons les renseignements fournis par Williamson et B. Davis :

Williamson,	8 sur 87	
Branard Davis,	8 — 89	
	14 — 176	1 sur [illegible]

Nous avons encore :

Soldats anglais et irlandais (John Thurnam) (1),	16 sur 16	
Irlandais (B. Davis),	3 — 41	
	19 — 210	1 sur 11.

C'est-à-dire 1 sur 11 environ.

Welcker trouve pour l'Allemagne la proportion de 1/10 environ.

Th. Simon nous donne une autre statistique portant sur l'examen de 809 crânes provenant de la Werkhause, de l'Armhause et de la maison des fous de Hambourg. Sur ce nombre il y avait 76 crânes métopiques; la proportion était donc de 1 : 9,4. Ce chiffre est donc identique à celui que Welcker a obtenus pour le même pays.

Le professeur Gruber, de Saint-Pétersbourg, aurait trouvé sur plus de 1,000 crânes la proportion de 1 : 14,6. Ces crânes n'ont été l'objet d'aucun choix. Ils ont servi aux démonstrations anatomiques de l'Université et appartiennent en majorité à la race slave.

A ce propos, on doit se demander quelle est l'influence des races sur la persistance de la suture métopique. Si l'on

(1) On synostosis of the cranial bones. London, in-8, 1865, p. 6.

pouvait dresser un tableau donnant la proportion centésimale de cette suture dans les différentes races, on les classerait suivant la force décroissante du numérateur, et l'on chercherait quel est le caractère de race qui décroît ou augmente en même temps. Malheureusement les collections ne sont pas suffisamment riches pour nous permettre d'employer cette méthode, car le nombre des crânes examinés dans chaque série doit être très-grand, dépasser au moins la centaine, pour qu'on puisse indiquer une proportion avec une exactitude suffisante. Et cependant certains auteurs édifient toute une théorie sur 3 crânes ; par exemple Canestrini décrit 3 crânes de race ligure (?), tous trois brachycéphales, dont l'un présente des traces de suture métopique au bregma, l'autre une suture complètement conservée, le troisième étant normal. Il voit dans ce fait la preuve d'une grande fréquence de cette suture dans les races anciennes, et en arrive à conclure que l'espèce humaine possédait autrefois deux frontaux, comme les autres mammifères (1).

Welcker a classé les différents crânes de race qu'il a étudiés, d'une part d'après l'écartement ff des bosses frontales, d'autre part d'après la largeur de leur paroi interoculaire, et il a vu que le nombre de crânes métopiques augmentait proportionnellement à ces distances. Il en a conclu que le métopisme était une conséquence de la brachycéphalie (2). Nous avons cherché à vérifier directe-

(1) Caratteri anomali e rudimentali in ordine all'origine dell' uomo. (Ann. della Società dei natur. in Modena, anno II, 1867, p. 6).

(2) Il croît même que l'on peut voir à certains caractères si les crânes de nouveau-nés sont destinés à devenir métopiques ou à rester normaux. Tandis que la largeur de l'orbite et celle de l'espace interorbitaire sont ordinairement de 24 et 14^{mm} chez le nouveau-né, on trouve généralement 10 crânes sur 100 chez lesquels ces diamètres sont de 24 et 16^{mm}. Ces crânes remarquables par leur largeur interoculaire seraient devenus métopiques.

ment cette opinion, et sans être arrivé à une certitude absolue, nous avons pu réunir un certain nombre de faits qui rendent cette opinion très-probable.

Ainsi, par exemple, les Auvergnats, qui rentrent dans la classe des brachycéphales vrais de Broca (ind. céph., 0,84), offrent une proportion de crânes métopiques bien plus grande que les Parisiens, chez lesquels on rencontre autant de dolicocéphales que de brachycéphales, et qui par leur moyenne rentrent dans les mésaticéphales (0,79).

Auvergnats du muséum et de la Société d'anthropologie, 223; crânes métopiques, 31. — Proportion, 1 sur 7 environ.

Les Bretons de la Société d'anthropologie nous donnent une proportion de 137 : 13 = 1/10 environ.

Ils sont sous-brachycéphales.

Les Basques de la même collection, qui sont en général dolicocéphales, nous donnent la proportion de 134 : 7 = 1 : 20.

Les Chinois, qui sont sous-brachycéphales mais assez mélangés, nous donnent :

Welcker,	1	sur	22
Williamson,	0	—	3
B. Davis,	4	—	36
Musée Vrolik,	4	—	19
Muséum,	3	—	32
	12		112

Les Hollandais, qui se rapprochent de la brachycéphalie, offrent dans la collection B. Davis la proportion 32 : 5.

Les Kabyles et les Arabes, qui sont en général dolicocéphales, ne nous fournissent qu'une proportion de 74 : 4 (Muséum).

Les Javanais du Muséum offrent une proportion qu'on ne peut apprécier d'après une série inférieure à 100 : 4 sur 63. Ils sont sous-brachycéphales.

Les maladies qui sont mésaticéphales nous fornissent une proportion de 1 : 16.

Welcker,	87	7
B. Davis,	8	1
Muséum,	24	0
Vrolik,	13	0
	132	

Les Indous qui ont le même indice céphalique que les nègres de l'Afrique occidentale (0,73) et qui sont par conséquent des dolicocéphales vrais, nous donnent, dans l'ouvrage de Bernard Davis, la proposition de 1:77. Joignons-y les chiffres donnés par le même auteur sur les Musulmans de l'Inde, 24:0. Les Veddahs de Ceylan, aussi dolicocéphales que les Australiens, sont représentés dans le même ouvrage par les chiffres 12:0. Les Cyngalais par les mêmes chiffres 12:0.

Lorsque le frontal a subi une compression, comme dans les races qui présentent des déformations ethniques, la proportion baisse notablement, même dans les races brachycéphales.

Ainsi, les Péruviens du Muséum (Coll. Wiener, Coll. de Cessac et Galeries), nous donnent la proportion de 377:15 = 1:25. Sur ces 15 crânes métopiques, la moitié environ ne présente pas de déformation.

Au contraire, les races dolicocéphales offrent une proportion très-faible de crânes métopiques. Déjà Welcker déclarait qu'il ne connaissait aucun crâne de nègre métotique. M. Pruner-Bey en mentionnait un seul parmi tous ceux qu'il avait pu observer. Voici un tableau que nous avons dressé avec des crânes de nègres africains de diverses provenances.

G. Fritsch (1),	58	0
Williamson (2),	128	4
Université de Fribourg en B.	58	1
Van der Hœven (3),	38	0
B. Davis,	114	1
Muséum de Paris,	342	6
	738	12

Dans le relevé des crânes du Muséum, nous avons mélangés les Hottentots, Cafres, Boschismans, etc. Parmi les six crânes métopiques qu'ils renferment, l'un provient d'un mulâtre, un second d'un métis d'arabe. La proportion serait de 1 : 61,5.

Australiens (B. Davis.)	20	9
Muséum d'hist. nat.	33	0
	62	0

Indice céphalique, 0.72.

B. Davis dit qu'il existe au Derby muséum une tête d'Australien ayant servi de vase, qui présente la suture médio-frontale. C'est le seul cas qui soit parvenu à ma connaissance.

Tasmaniens (B. Davis),	19	0
Muséum,	9	0
	28	0
I. C., 0.75.		
Polynésie : Muséum,	121	1
Nouvelle-Calédonie : Id.	120	4
Barnard Davis,	6	0
	247	5

(1) G. Fritsch. Die Eingeborenen Süd-Africa's. Breslau, 1872.

(2) Army medical Department (Human Crania). Dublin. Quaterly Journal of med. science, May. and August., 1857.

(3) Catal. cran. divers. gentium. Lugduni Batavorum, 1860.

Nouvelle-Zélande : Muséum,	55	1
— (B. Davis),	14	0
	69	1
Kanakes des Iles Sandwich (B. Davis),	140	1
— Muséum,	23	0
	163	1

Nous pouvons réunir un certain nombre de crânes papous. Le Muséum d'histoire naturelle de Paris en possède vingt provenant de la mission de M. Raffray à la Nouvelle-Guinée. Le musée de Florence en a 209. Le Dr A. B. Meyer (1) en a étudié une série de 135.

En voic le total :

	Nombre total.		Crânes métopiques.
Muséum d'hist. nat.,	20		1
Musée de Florence (2),	209		9
A. B. Meyer,	135		3
	364	:	13 = 1 : 27.

Cette influence de la brachycéphalie nous est encore démontrée par les résultats obtenus par M. Thurnam. Sur plus de cent crânes provenant des Long Barrows il a trouvé une proportion de 1:30, tandis que sur les crânes brachycéphales des Round Barrows il a trouvé la proportion de 1:15.

Citons enfin les résultats fournis par l'examen des crânes de Mincopies qui viennent encore à l'appui de notre opinion.

(1) Mittheilungen ans dem K. Zool. Museum zu Dresden Erstes Heft. Dresden, 1877.

(2) E. Regalia. Su nove crani metopici di Razza papua. (Arch. fur l'Antrop. et l'Ethnol., I, 1878).

B. Davis (*The negritos of the Philippines, Jour. of Anthropology*, 1870-71, p. 140) annonçait, en 1870, qu'il avait en sa possession deux crânes de femmes Mincopies, parfaitement brachycéphales et tous deux métopiques. Ils se faisaient remarquer par leur élévation, la largeur relative de leur front, un prognathisme moins accusé, etc.

MM. de Quatrefages et Hamy (Crania ethnica, p. 187), donnent à leur tour la description d'un crâne de jeune femme à suture médio-frontale appartenant à la même race. « Comme chez les deux femmes Mincopies de M. Barnard Davis, la suture médio-frontale est restée ouverte. Il est remarquable de voir que sur quatre crânes féminins provevenant des îles Andaman, trois présentent cette anomalie qui en réunissant les Mincopies des deux sexes atteindrait la proportion inattendue de 3/8. C'est là une observation qui est de nature à diminuer singulièrement la signification de ce caractère que beaucoup d'auteurs, se fondant sur des considérations empruntées à la physiologie cérébrale, considèrent comme un signe de supériorité absolue. Elle viendrait, au contraire, à l'appui d'une manière de voir tout opposée qui s'est récemment produite en Italie, et qu regarde cette persistance d'un état infantile comme un caractère inférieur. Notre femme Mincopie offre les caractères faciaux précédemment détaillés. Nous noterons, seulement, l'épaisseur relative de la racine du nez sans dépression fronto-nasale, etc. »

Ces auteurs mentionnent plus loin (p. 195), un crâne de race négrito ciselé chez lequel la suture médio-frontale est aussi conservée.

On voit que ces crânes sont brachycéphales et présentent la plupart des caractères que nous avons reconnus aux crânes métopiques.

Répétons encore que la plupart de ces séries ne peuvent nous donner que des approximations et qu'un certain nombre ne peuvent même servir que de pierres d'attente. « Les faits, dit Regalia, nous montrent qu'il est peu probable qu'une anomalie se présente dans une série peu étendue de crânes dans la même proportion que dans la totalité. La réalité ne répond pas à la théorie des probabilités, si ce n'est lorsqu'on peut réaliser un certain ensemble de conditions qui la plupart du temps sont inconnues. C'est pourquoi il nous est impossible de savoir comment et pourquoi une série partielle de cas offrira certaines exceptions en proportions tout à fait différentes de celle que l'on constate dans la série totale. Ainsi, relativement au métopisme, nous voyons que dans les races nègres, Van der Hœven ne trouve pas un seul cas sur trente-huit, Fritsch un sur cinquante-huit, tandis que Williamson en trouve un sur trente-trois; dans les races blanches, on peut trouver une proportion de 7 0/0, comme Calori l'a observée sur une série de cent crânes brachycéphales de Bolognais adultes (*Deltypo brachycéfalo negli Italiani odierni, nelle mem. dell' Acad. delle Scienze dell' Ist. di Bologna*, sér. II, tom. VIII), ou au contraire la proportion de 19, 64 0/0 que l'on constate dans une série de 56 crânes provenant du cimetière de Barga (Lucques) et appartenant au musée de Florence, parmi lesquels se rencontrent 11 crânes métopiques avec suture ouverte ou présentant des traces manifestes (1). Du reste, on n'en finirait pas avec les exemples de proportions données avec de faibles séries. . . . . »

Non-seulement nos séries ne sont pas suffisantes au point de vue numérique, mais elles ne fournissent aucune indication relativement au sexe. A ce propos, nous devons

(1) Cet auteur, comme d'autres anthropologistes italiens, semble considérér comme des crânes métopiques, ceux qui offrent des traces de la suture frontale. D'après ce que nous avons déjà dit, il est facile de comprendre que ces crânes ne diffèrent pas des crânes ordinaires.

dire que nos recherches pas plus que les ouvrages que nous avons pu consulter ne nous donnent rien de précis, quoique différentes opinions aient été émises à ce sujet, les uns croyant que le métopisme est plus fréquent chez la femme, d'autres plus fréquent chez l'homme.

Il faut en outre faire quelques réserves au sujet du résultat obtenu plus haut. Une race peut être plus brachycéphale qu'une autre, par suite de la largeur de sa région pariétale : les frontaux présentant à peu près le même diamètre transversal, on comprend alors que la fréquence du métopisme sera à peu près la même dans les deux races. Il faudrait dire plus exactement que le métopisme est surtout fréquent dans les races où l'espace interoculaire est considérable et le front large. C'est là l'opinion de Welcker, c'est aussi celle de Simon. Il n'a jamais vu la suture médio-frontale conservée chez des individus à front peu développé, étroit, fuyant rapidement en arrière. Presque tous avaient un front d'une largeur remarquable.

Thurnam parlant de l'oblitération prématurée des sutures chez les anciens dolicocéphales (1), l'attribue à la dolicocéphalie. « Il est probable que chez les peuples dolicocéphales, la grande suture sagittale peut être plus disposée à l'oblitération (à un degré moindre, mais d'une façon analogue à la suture frontale), que les sutures transverses, les bords étant plus comprimés et l'encéphale étant plus actif suivant son axe longitudinal. »

Quant aux races fossiles, MM. de Quatrefages et Hamy nous disent que cette anomalie « assez commune dans les races européennes actuelles était fort rare à l'époque quartenaire. » La première race dolicocéphale (race de Canstatt) n'en offre aucun exemple, dans la seconde (race de Cro-

(1) Mémoirs of anthropological Society. London, 1867, p. 70.

Magnon) nous trouvons le crâne de Solutré n° 8 présentant cette disposition du frontal.

Dans les races brachycéphales fossiles, nous trouvons dans le crâne de la Truchère dont l'indice céphalique est de 84,32, les bosses frontales « plus écartées qu'à l'ordinaire. »

Chez les aliénés, la proportion serait un peu supérieure à la moyenne (Simon, Pommerol). Les crânes de criminels tiendraient le milieu entre les crânes normaux et les crânes des fous (Pommerol).

Quant aux autres états pathologiques, nous avons constaté que la microcéphalie pouvait s'accompagner de la persistance, non-seulement de toutes les sutures normales, mais encore de la suture médio-frontale. Ce qui s'explique par un arrêt de développement portant à la fois sur le contenant et le contenu du crâne.

Vogt en rapporte des exemples. Sur 17 demi-microcéphales appartenant à la Société d'anthropologie, nous en avons trouvé 3 présentant une suture métopique.

Enfin, Welcker admet que le métopisme est héréditaire. Il appuie cette opinion sur le fait suivant : Deux frères de Henri Meckel ont le crâne métopique. Celui-ci, *si l'on en juge d'après son portrait*, présenterait la même particularité. Le crâne de leur grand-père, Philippe Meckel, serait, par contre, tout à fait normal.

M. Hamy (communication orale) aurait trouvé plusieurs crânes métopiques dans une même tombe.

CAUSES DE LA PERSISTANCE DE LA SUTURE MÉTOPIQUE.

Fait extrêmement remarquable, et qui n'a pas été encore expliqué, la suture frontale qui présente les mêmes caractères que les autres sutures (la sagittale, en particulier, à laquelle elle fait suite), et qui sépare deux parties osseuses qui semblent, au premier abord, aussi indépendantes que les pariétaux, disparaît complètement quelques mois après la naissance, persiste dans quelques cas ou pour échapper à l'oblitération sénile, ou ne la subir qu'en même temps que les autres sutures.

Virchow, le premier, considéra la persistance de cette suture comme la compensation de plusieurs sortes de rétrécissements du crâne, en particulier de la plagiocéphalée et de la synostose prématurée de l'apophyse basilaire chez les crétins.

Cette opinion a été reprise par Eulenburg et Marfels (1) et par Stahl (2).

Welcker indiqua ensuite quelle était, à son avis, la cause générale de cette anomalie ; il l'attribue en somme à la lutte du contenu du crâne contre le contenant : Hunauld (3) avait déjà ébauché cette théorie : « Pour trouver les causes de cette division du coronal, il faut remonter jusqu'au crâne de l'enfant. Cet os est alors toujours divisé en deux parties latérales ; ainsi, la même séparation qui se trouve entre les deux pariétaux, se rencontre aussi entre les deux pièces qui composent alors le coronal. Ces deux pièces s'unissent entre elles par des dents, ensuite elles se soudent ensemble et la soudure disparaît. Cette soudure, qui se fait pour l'ordinaire de bonne heure entre les deux pièces du coronal, se fait aussi presque entre tous les os du crâne, mais dans la vieillesse seulement. Mais si les deux pièces qui composent le coronal s'épaississent et se durcissent avant que la suture soit fermée, la suture reste pour ne plus s'effacer que dans un âge très-avancé.

(1) Zur pathol. Anat. des Cretinismus, p. 34, cité par Welker.
(2) Etudes cliniques, cité par Welcker.
(3) Mém. de l'Acad. des sc., 1740, p. 371.

« On peut pousser plus loin la réflexion que je viens de faire. J'ai trouvé dans les crânes d'un assez grand nombre d'enfants le coronal et les deux pariétaux soudés ensemble, sans qu'il restât le moindre vestige de leur ancienne séparation. Il y a apparence que les os s'étant développés et ayant augmenté dans les premiers temps plus promptement à proportion que le cerveau, ces os encore tendres se sont soudés; mais, lorsque le cerveau croît à proportion ou plus que les os du crâne, ces os, alors plus pressés de dedans en dehors, ont moins de dispositions à s'unir entre eux; ainsi, acquérant de l'épaisseur et de la solidité avant leur soudure, ils deviennent moins propres à se souder. De là on peut conclure que si le développement du cerveau est lent chez les enfants et l'ossification prompte, la suture qui est entre les deux pièces du coronal s'efface plus tôt; au contraire, lorsque le développement du cerveau est prompt et l'ossification lente, la suture, qui partage le coronal en deux pièces, se conserve longtemps. »

Par le mot *contenant* Welcker entend l'appareil ethmoïdal et les lobes cérébraux antérieurs. L'influence de l'encéphale sur le crâne et sur la persistance de la suture médio-frontale est évidente.

L'éminent anthropologiste, M. H. Schaafhausen (1), nous dit: « la prolongation du développement de l'encéphale est cause d'un retard dans la fermeture des sutures. »

M. le professeur Broca dit à son tour (2), le « métopisme correspond à un agrandissement notable de la loge cérébrale antérieure, survenu pendant la première enfance, tantôt sous l'influence d'un développement rapide des lobes frontaux, tantôt sous l'influence d'une hydrocéphalie légère dont on retrouve les traces en d'autres points du crâne. »

(1) Ueber die Urform des menschlichen Schœdels. Bonn, 1868.

(2) Instructions crâniométriques. Bull. de la Soc. d'anthrop., 1875, p. 363.

Les deux moitiés du frontal que l'on peut considérer comme les apophyses épineuses de la vertèbre sphénoïdale antérieure enveloppent les lobes antérieurs du cerveau et l'appareil olfactif. Du développement plus ou moins considérable de ces parties dépend leur soudure. Si l'espace interoculaire est très-considérable, c'est-à-dire si l'ethmoïde est large, les deux frontaux ne se soudent pas entre eux ; s'il est atrophié, il en résulte une synostose fœtale des deux os.

On a vu plus haut d'après nos mensurations que l'espace interoculaire est toujours plus large en moyenne dans les crânes métopiques que dans les crânes normaux. Quelques cas particuliers offrent des dimensions vraiment monstrueuses sous ce rapport. Ceux que nous avons pu observer, parmi lesquels se trouvait un crâne dont l'ethmoïde avait 39 mm. de large, sont encore surpassés par un crâne de crétin décrit par Welcker. Ce crâne est celui d'une femme de 40 ans dont la largeur interoculaire atteignait 43mm 9. Son aspect était bestial, les yeux étant refoulés sur les cotés de la tête. On en trouvera un très-bon dessin dans son ouvrage.

Un autre crâne remarquable à ce point de vue est celui d'un enfant nouveau-né, décrit aussi par Welcker. Tandis qu'ordinairement la proportion de la largeur d'un orbite à celle du nez est de 24 : 16 chez le nouveau-né, elle atteignait dans ce cas 23, 25. Les yeux présentaient une divergence énorme.

Par contre, lorsque la vésicule cérébrale antérieure est atrophiée, on rencontre une soudure des deux frontaux survenue pendant la vie intra-utérine et la paroi interoculaire est très-étroite ou même nulle, par exemple dans la cyclopie, dans laquelle les nerf olfactifs manquent le plus souvent, ou sont atrophiés ; par exemple encore dans les degrés extrêmes de microcéphalie, où les deux frontaux sont représentés par un os unique médian et les deux tubérosités sont réunies. Les exemples en sont nombreux dans la la science et on en trouvera un grand nombre relatés dans l'ouvrage de Welcker.

On sait que la protubérance occipitale externe se développe par deux points d'ossification qui se réunissent bientôt. Si un organe quelconque venait s'intercaler entre ces deux points, ils resteraient distincts et rappelleraient ainsi la disposition du frontal. Welcker rapporte l'observation d'un spina bifida de la nuque dans lequel cette hypothèse était réalisée. Ce sont là des conditions inverses. de celles qui favorisent la soudure anormale des bosses frontales. Si ces deux points restent rarement distincts c'est que rarement ils sont maintenus mécaniquement à distance. Rarement au contraire les deux tubérosités frontales se fusionnent parce que, à l'état normal, elle sont écartées par l'interposition d'un organe important qui ne s'atrophie qu'exceptionnellement. Il arrive même, dans certains cas, à un volume tel que non-seulement les deux tubérosités ne se confondent pas, mais que les 2 écailles qui les supportent ne peuvent se réunir.

Causes résidant dans les os eux-mêmes. — Ce chapitre n'a pas été abordé par Welcker. Et cependant on doit se demander si le rachitisme et la syphilis n'exercent aucune influence accélératrice ou modératrice sur l'oblitération des sutures:

Nous ne sommes pas en état de donner à ce sujet des résultats définitifs.

Voici un tableau que nous avons dressé avec les crânes pathologiques de la collection de M. le professeur Parrot:

CRANES D'ENFANTS RACHITIQUES ET SYPHILITIQUES.

	Suture conservée.	Fermée.	Fermée partiellement.
	—	—	
1 an,	5	»	2
1 an 3 mois,	5	1	5
1 an 8 mois,	1	»	»
2 ans,	3	1	1
2 ans 5 mois,	3	5	5
3 ans,	»		1
	17	10	14

On voit que, dans un nombre proportionnellement très-grand de crânes, la suture n'est pas fermée, même si nous ne considérons que ceux qui ont atteint l'âge de 2 ans, c'est-à-dire l'âge où la suture ne se ferme plus (6 sur 22). Mais, peut-on dire qu'un adulte a un crâne métopique parce qu'il a été atteint de rachitisme ou de syphilis pendant son enfance? D'ailleurs, ces crânes étaient en général très-altérés, et les lésions viscérales devaient être considérables. Peut-être que ces maladies, pour déterminer la persistance de la suture métopique, doivent être portées à un degré incompatible avec la vie? Ce sont là des questions qu'il nous est bien difficile d'élucider. Nous voyons d'aillieurs Lecourtois s'exprimer ainsi sur l'influence du rachitisme : « Nous n'avons pas vu de retard dans l'oblitération de la médio-frontale, pas plus que dans celle de la fontanelle antérieure (1). »

Parmi les causes qui agissent sur les os du crâne pour empêcher la soudure des deux frontaux, on a mentionné la scrofule. M. Pommerol, dans sa thèse (p. 43), a parlé de deux crânes métopiques portant cette inscription : *scrofuleux* devenus *imbéciles*. Il est probable qu'il s'agissait ici d'une lésion chronique des méninges ayant empêché la

(1) Thèse de Paris, 1870.

soudure des frontaux par pression excentrique; car nous n'avons pas d'exemple de scrofule amenant des lésions de l'os frontal à l'âge de 1 an.

M. Maggiorani (1) trouve une grande fréquence du métopisme en Sicile; mais, d'autre part, la synostose sénile y serait prématurée. Pour expliquer ces deux faits opposés, il s'appuie sur l'autorité de M. Pommerol, qui, d'ailleurs, fait les plus grandes réserves à cet égard, et explique la persistance de la médio-frontale par l'action de la scrofule qui est fréquente dans ce pays. Quant à nous, nous attendons des preuves pour nous prononcer.

A propos de la collection si intéressante de M. Parrot, nous mentionnerons ici quelques pièces curieuses qui se rapportent à notre sujet.

Rachitisme. 18 mois. Grands dépôts ostéophytiques sur le frontal à droite et à gauche de la suture. Celle-ci fermée dans la portion intertubérale. Grande fontanelle.

Syphilis. 13 mois. Suture métopique fermée en son milieu par des dépôts ostéophytiques, ouverte en haut et en bas.

Syphilis. 6 mois 7 jours. Nombreuses couches ostéophytiques sur le frontal très-malade dont la suture métopique est fermée, sauf en haut où elle persiste avec une petite fontanelle. Scaphocéphalie considérable. La suture sagittale a 12 cent. 1/2 de longueur et est bien conservée.

Demouchy. 10 ans et 2 mois. Coronale synostosée. Rétrécissement antéro-postérieur énorme. Compensation transversale. Tête plus large que longue. Suture médio-frontale. Diamètre interoculaire 29 mill., suture basilaire non fermée.

Syphilis, 21 jours. Large tache ostéophytique sur le frontal se prolongeant sur la suture médio-frontale.

Syphilis, 26 jours. Dépôt ostéophytique en forme de pain à cacheter, à cheval sur la suture médio-frontale, dans sa portion intertubérale.

Cet enfant serait devenu plus tard trigonocéphale.

(1) Reminiscenze antropologiche della Sicilia (R. Academia dei Lincei, 10 déc. 1871, p. 8.

Causes extérieures. — La plus importante de ces causes est la compression. Les deux os, fortement rapprochés l'un de l'autre, se soudent bientôt. Les exemples ne sont pas rares. Nous en avons déjà rapporté un d'après Welcker. Nous pouvons citer à ce sujet la note publiée par M. Hamy, sur un fœtus microcéphale, avec déformation intra-utérine (1), dans lequel l'hypergénèse est combinée à des arrêts de développement. Ce fœtus, qui a subi une compression intra-utérine, présente, entre autres particularités, un effacement presque complet de la suture métopique et de la suture fronto-pariétale gauche.

Enfin, dans des races comme celles du Pérou, où la déformation du crâne est habituelle, la proportion des crânes métopiques est très-faible, malgré une brachycéphalie considérable.

En somme, les parties que renferme le crâne peuvent agir sur lui comme modérateurs ou accélérateurs de la synostose (hypertrophie ou atrophie de l'organe). Les causes qui agissent sur le crâne lui-même la retardent peut-être. Enfin, les causes mécaniques extérieures l'accélèrent.

En terminant, nous devons mentionner les deux théories par lesquelles on a voulu interpréter le métopisme. Pour les uns, cette anomalie caractérise les races supérieures; pour les autres, elle constitue un signe d'infériorité, puisqu'elle est causé par la persistance d'un état fœtal permanent chez un certain nombre de mammifères.

Nous n'admettons pour notre part ni l'une ni l'autre de ces deux opinions. Si l'on trouve, en général, dans les races supérieures la suture médio-frontale dans la proportion de 1/10, c'est que ces races renferment un grand nombre

(1) Bull. de la Soc. d'anthropol., 1867, p. 50.

d'individus brachycéphales (nous parlons ici des races mélangées, les Parisiens, par exemple). Dans des races essentiellement brachycéphales, comme les Auvergnats, en aucune façon supérieurs aux précédents, la proportion augmente et va, dans le cas dont il s'agit, jusqu'à 1/7.

D'autre part, nous connaissons une race inférieure, les Négritos, race brachycéphale, où le métopisme, si on en juge par le petit nombre de crânes connus, se rencontre dans une proportion énorme (3/8, de Quatrefages et Hamy).

Si le développement rapide des lobes antérieurs du cerveau était le seul facteur du métopisme, la première opinion serait exacte, et il faudrait même ajouter que le métopisme s'observe principalement chez les gens intelligents (Hyrtl, Welcker). Mais les causes étant mixtes, les résultantes le sont également. Ainsi, les aliénés fournissent une proportion assez considérable de crânes offrant une persistance de la suture médiofrontale (Pommerol, Simon), c'est que les lésions des méninges, les exsudats agissent de la même manière que l'encéphale sur la boîte osseuse. Enfin, les os ayant une grande tendance à se souder lorsqu'ils sont rapprochés mécaniquement, le métopisme sera plus rare dans les races où la déformation artificielle du crâne est en usage (Péruviens). Si les races inférieures, en général, offrent rarement cette anomalie, cela tient à une cause mixte; d'abord à la dolicocéphalie, puis au faible volume des lobes antérieurs du cerveau relativement à celui des races supérieures, ce qu'indique la loi de Gratiolet sur l'oblitération des sutures.

Nous trouvons donc cette première théorie trop absolue; quant à la seconde, elle est complètement erronée. Comment un caractère d'infériorité pourrait-il s'observer si fréquemment dans les races supérieures et chez des individus d'une intelligence remarquable, lorsqu'il est si rare dans les races placées aux derniers échelons de l'échelle, et inconnue chez les singes.

Comme le fait remarquer M. de Quatrefages (1), il est inutile, pour expliquer ces anomalies, d'invoquer des phénomènes d'atavisme remontant aux animaux. De simples oscillations dans l'évolution normale de l'homme suffisent pour les expliquer; nous avons affaire ici à un caractère fœtal, infantile, et non à un caractère d'animalité, et si d'une simple particularité anatomique on conclut à la dégradation du type, on s'expose à de singulières méprises.

On considérait, en outre, ce caractère d'infériorité, comme particulier aux races primitives, et cette opinion se rattachait à une théorie d'ensemble sur l'évolution de l'espèce humaine.

Voici ce que dit à ce sujet un anthropologiste italien, Calori (Della stirpe che ha popolata l'antica necropoli alla Certosa di Bologna e delle genti affini. Bologna, p. 73, 1873). « Quelques-uns croient que la suture médio-frontale est plus fréquente dans les crânes anciens que dans les modernes. Mais cette opinion a besoin de s'appuyer sur des preuves ; elle semble même contredite par les observations, comme chacun pourra s'en convaincre par ce Mémoire, et par l'atlas qui lui est annexé. On a dit que la persistance de la suture du crâne était une preuve d'infériorité et constituait une tendance animale. Mais, il faut aussi remarquer que cette persistance qui correspond à un état fœtal de l'os coronal, état permanent chez les animaux, s'accompagne ordinairement chez l'homme d'une augmentation dans la largeur du front, et, par suite, d'un plus grand développement, au moins en largeur, des lobes antérieurs du cerveau. Ce plus grand développement est, à mon avis, la cause qui prolonge ou rend définitif cet état fœtal, suivant la continuation ou la cessation plus ou moins

(1) L'espèce humaine, 2e édit., p. 290.

hâtive de l'accroissement de ces lobes. S'il est vrai que que l'occlusion de telle ou telle suture ou de toutes les sutures du crâne humain est une preuve indubitable que le cerveau a cessé de s'accroître, il est également vrai que tant que les sutures restent bien ouvertes le développement ou l'accroissement du cerveau peuvent continuer à se faire. On pourrait croire que la même observation est applicable aux animaux, chez lesquels la suture frontale est permanente. Mais il faut faire une distinction : chez les animaux cette suture est typique ; tandis que chez l'homme c'est simplement une anomalie dont la nature se sert pour développer une des plus nobles parties de l'encéphale, et par suite du crâne, la région frontale. Il est donc clair que la persistance de la suture métopique chez l'homme ne peut être un signe d'infériorité ni un caractère d'animalité, expression qui implique une idée de dégradation, mais qu'elle est une simple anomalie par excès dans le plan général, anomalie modifiée et transformée en circonstance favorable, en perfectionnement pour ainsi dire. Un fait remarquable, c'est que la persistance de la suture frontale ne s'observe pas, ou bien est extrêmement rare dans les races humaines inférieures, et manque chez les mammifères les plus voisins de l'homme. »

En somme, on voit que les causes du métopisme sont multiples. Elles résident tantôt dans l'encéphale, hypertrophie, hydrocéphalie, lésions des méninges, développement rapide des lobes antérieurs ; en un mot, disproportion de l'organe et de ses enveloppes. Tantôt elles résident dans le crâne lui-même : tendance à l'écartement transversal des os (brachycéphalie, grand développement de la région ethmoïdale), lésions de nutrition (rachitisme, etc. ?), ou simple arrêt de développement atteignant les os du crâne en même temps que l'encéphale (micro céphalie).

TABLE DES MATIERES

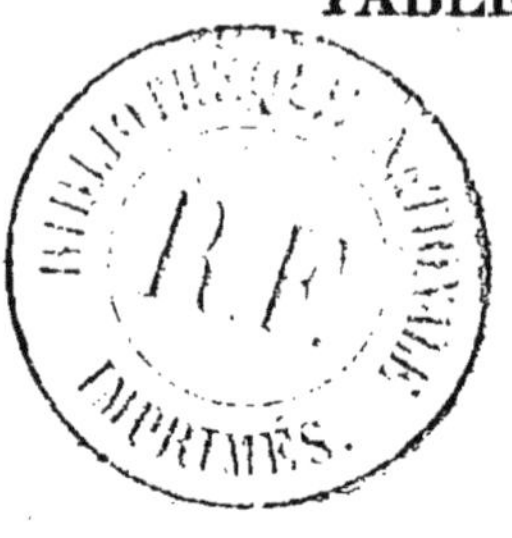

Paris. — A. PARENT, imprimeur de la Faculté de Médecine, rue M.-le-Prince, 29-31.

www.ingramcontent.com/pod-product-compliance
Ingram Content Group UK Ltd.
Pitfield, Milton Keynes, MK11 3LW, UK
UKHW020347250726
13967UKWH00005B/2152

9 782012 975538